AF305821

DES TARES

MOLLES ET OSSEUSES

DANS LE CHEVAL,

Considérations générales et très-sommaires, nécessaires pour la complète intelligence des 31 pièces d'anatomie clastique à l'aide desquelles ont été reproduites les principales tares molles et osseuses qui affectent les membres du cheval,

PAR

LE DOCTEUR AUZOUX,

Auteur de l'Anatomie clastique, Chevalier de la Légion d'honneur, etc.

Prix 50 centimes.

PARIS,

CHEZ L'AUTEUR,

RUE ANTOINE DUBOIS, 2, PLACE DE L'ÉCOLE DE MÉDECINE.

1853.

BIBLIOTHÈQUE IMPÉRIALE

Paris — Typographie de Firmin Didot frères, rue Jacob, 56.

CONSIDÉRATIONS GÉNÉRALES

ET TRÈS-SOMMAIRES

SUR LES TARES MOLLES ET OSSEUSES

DANS LE CHEVAL (1).

———

Généralement le mot TARE est employé pour désigner un vice, un défaut, une défectuosité : en hippiatrique, ce mot est plus spécialement consacré à désigner des tumeurs plus ou moins apparentes et généralement circonscrites qui se développent sur les membres du cheval depuis le jarret ou le genou jusqu'au pied inclusivement.

C'est dans ce sens que nous acceptons le mot *tare*.

Selon que ces tumeurs affectent les os ou les parties molles, elles sont appelées tares osseuses, ou tares molles.

Les tares osseuses sont désignées sous les noms de *courbes, éparvins, jardes, suros, formes*.

Les tares molles sont désignées sous les noms de *vessigon, mollette* ou *capelet*.

Nous nous occuperons d'abord des premières.

Par l'anatomie clastique nous avons reproduit

———

(1) En faisant entrer les tares osseuses dans notre collection d'anatomie clastique, nous avons eu pour but moins de montrer toutes les modifications de formes et les différents degrés de volume que peuvent prendre ces sortes de tumeurs, que d'en indiquer le siége, la nature, les causes, la marche qu'elles suivent dans leur développement, l'importance que l'on doit attacher à ces tumeurs, lors même qu'elles sont très-petites, récentes ou anciennes, enfin ce qu'il y aurait à faire pour en prévenir ou en modifier les conséquences.

1*

des exemples de toutes les tumeurs que nous désignons sous le nom de tares; nous avons pu les montrer à différents degrés de développement,

Soit recouvertes par la peau, en les montrant comme on les trouve sur un cheval vivant;

Soit débarrassées de la peau, en les montrant, comme le ferait un anatomiste habile, au moyen de préparations naturelles, fraîches, disséquées avec soin;

Soit à la condition d'os secs, détachés par fragments du reste du membre, pour montrer seulement les parties malades.

DES TARES OSSEUSES.

Une tare osseuse, quel que soit son siége, est toujours une exostose déterminée par une maladie du périoste (1 .

Selon que ces tumeurs osseuses existent au pourtour de l'articulation du jarret ou du genou, audessus ou au-dessous, au côté interne ou au côté externe, sur le canon ou sur une des phalanges qui forment le pied, elles ont reçu des noms différents :

Courbe, — si l'exostose a son siége au-dessus de l'articulation et au côté interne ;

Éparvin, — si elle a son siége au-dessous de l'articulation et au côté interne ;

(1) Nous ne considérerons point comme tare la différence plus ou moins considérable que l'on remarque chez quelques sujets dans le volume des tubérosités naturelles qui terminent les os, tumeurs que l'on dit héréditaires, qui ne déterminent point de boiterie, que quelques hippiatres ont, à tort selon nous, placées dans la catégorie des tares osseuses.

Jarde ou *jardon*, — si elle a son siége au-dessous de l'articulation et au côté externe;

Suros, — si elle a son siége sur le canon, dans la continuité de l'os, soit au côté interne, soit au côté externe de l'os.

On dit que le *suros*

Est simple, — lorsqu'il n'existe que d'un côté de l'os;

Double, — s'il existe des deux côtés à la fois;

Fusée ou *enfusée*, — si l'exostose affecte une forme allongée;

En chapelet, — si plusieurs exostoses se suivent;

Chevillée, —lorsque deux exostoses se trouvent à la même hauteur et de l'un et de l'autre côté de l'os.

On appelle *forme* toutes les exostoses développées sur l'une des trois phalanges, qu'elles aient leur siége au côté interne ou externe; et l'on dit *forme du paturon, forme de la couronne, forme du petit pied*, selon que la tumeur affecte la première, la deuxième ou la troisième phalange.

Quand on se borne à dire qu'un cheval a une forme, il est généralement entendu que c'est à la couronne qu'elle existe.

MODE DE FORMATION ET DE DÉVELOPPEMENT.

Les exostoses n'ont pas, dans leur principe, la dureté qu'elles présentent lorsqu'elles ont acquis leur complet développement.

D'abord molles et pâteuses, ce n'est qu'au bout d'un temps variable, mais généralement moins long qu'on pourrait le croire, qu'elles se durcissent et prennent la consistance osseuse.

Pour comprendre leur formation, il faut se rappeler que les os sont enveloppés par une membrane ou toile fibreuse que pénètrent beaucoup de vaisseaux, et qui, d'après les données actuelles de la science, est évidemment la matière, le foyer de production de la substance osseuse. Cette membrane, c'est le *périoste* (1).

C'est toujours une violence exercée sur le périoste, une distension ou une déchirure, ou une irritation quelconque de cette membrane, qui produit les exostoses. Or voici ce qui arrive :

Par suite, et comme effet de cette distension ou de cette déchirure, quelques vaisseaux sont rompus; du sang d'abord, puis de la lymphe plastique s'en échappent, s'infiltrent dans le tissu cellulo-fibreux environnant, et forment une ecchymose au point correspondant aux vaisseaux déchirés.

Rouge d'abord, puis rose, puis enfin jaunâtre, le liquide épanché prend de plus en plus de consistance; alors, si on l'examine à la loupe, on commence à distinguer dans son épaisseur un grand nombre de vaisseaux sanguins extrêmement déliés,

(1) Les belles expériences de M. le professeur Flourens sur la formation des os semblent ne laisser aucun doute sur ce point d'anatomie pathologique, jusqu'alors incertain.

Il a démontré par une série d'expériences des plus concluantes :

Que l'os se forme dans le périoste, et rien que dans le périoste;

Que le périoste produit et résorbe l'os;

Que le cal résultant d'une fracture est formé dans le périoste et par le périoste.

tellement rapprochés les uns des autres et entre-
mêlés, qu'ils ressemblent à une touffe de mousse.
C'est dans les petits intervalles que laissent entre
eux ces vaisseaux que se dépose d'abord de la
matière calcaire ; puis, à une époque un peu plus
avancée de la maladie, à mesure que ce dépôt se
complète, la consistance et le volume de la tumeur
augmentent progressivement, et l'exostose finit par
avoir la dureté et tous les caractères qu'elle présente à son développement complet.

En même temps qu'elle rend la tumeur plus dure,
cette matière osseuse, à mesure qu'elle augmente,
comprime de plus en plus, dans tous les sens, les
nombreux vaisseaux qui ont concouru à sa formation. Elle finit par les comprimer au point de les
oblitérer : alors l'exostose cesse de croître ; elle a
acquis son maximum de densité, elle est indolente,
elle a la dureté de l'ivoire ; on dit qu'elle est *éburnée*.

L'état plus ou moins pléthorique de l'animal, son
genre de nourriture, son âge, la nature et les exi-
gences du service auquel il est soumis, le repos
plus ou moins complet du membre malade, etc.,
sont autant de circonstances qui peuvent hâter ou
retarder la marche des phénomènes dont nous venons d'indiquer sommairement la succession.

CAUSES OCCASIONNELLES DES TARES OSSEUSES.

Nous avons dit qu'une lésion du périoste était,
sans exception le point de départ de toutes les exostoses. Dans celles dont nous nous occupons, ces

lésions sont produites : 1° pour les exostoses situées sur la longueur au milieu du corps des os,
tantôt par des violences extérieures, telles que des
coups de fourche, de bâton, de marteau, etc., que
donnent si souvent aux animaux des palefreniers,
charretiers ou maréchaux ; des coups de pied que
les chevaux se donnent entre eux, etc. : tantôt ces
tumeurs osseuses ne sont que la conséquence de la
formation du cal, au moyen duquel s'opère la con-
solidation des os fracturés, ainsi que cela a lieu si
souvent pour les *suros* et pour certaines *formes*.
2° Pour les exostoses situées au pourtour des articulations, on en trouve assez ordinairement la cause
dans les tiraillements ou déchirures du périoste aux
endroits où s'attachent les ligaments qui affermissent et soutiennent ces articulations. En effet, il
arrive souvent que, pendant les grands efforts que
font les chevaux, soit lorsqu'ils tirent de lourds far-
deaux, soit lorsqu'ils sont soumis à des courses ra-
pides, et qu'on les arrête brusquement, celles des
articulations des membres qui supportent la plus
grande fatigue de ces efforts sont violemment dé-
viées en dehors ou en dedans, en avant ou en arrière. Or, les ligaments qui affermissent ces articulations étant constitués par des faisceaux de tissu
fibreux inextensible, ne pouvant s'allonger pour se
prêter à ces déviations, il en résulte, sur le point le
moins résistant du ligament, des tiraillements ou
des déchirures, d'autant plus considérables que les
déviations ont été plus violentes ou plus souvent
répétées ; et ce point le moins résistant est le plus

ordinairement celui de son attache aux extrémités des os, là où il se confond avec le périoste.

Pour se convaincre de la vérité de cette étiologie, il suffit de remarquer que c'est au point d'attache des ligaments blancs articulaires que se développent généralement les tares osseuses voisines des articulations.

Il suffit de constater que c'est autour du jarret (celle des articulations qui se fatigue le plus, dans les grands efforts qu'exigent les tractions ou les courses) qu'on rencontre le plus fréquemment et en plus grand nombre les exostoses, sujet de notre travail.

Quelle que soit celle de ces causes qui ait amené la lésion du périoste, point de départ de l'exostose, comme elle est loin de pouvoir toujours être aperçue et saisie au moment où son action se produit; comme la lésion qui en résulte n'est pas, en général, assez forte dès l'origine de l'accident pour être perçue par l'exploration très-superficielle que font la plupart des conducteurs de chevaux ; comme la boiterie qui peut en être la conséquence est le plus souvent assez légère, ou ne dure pas assez long-temps pour empêcher le travail de l'animal, il arrive assez ordinairement que ces lésions sont méconnues dès leur origine; qu'on ne s'aperçoit de leur existence et qu'on ne réclame les secours du vétérinaire que lorsque la tumeur est déjà ancienne, c'est-à-dire à une époque où le tissu qui la constitue a pris la consistance et tous les caractères de l'os, alors que la médecine n'offre plus que bien peu de moyens efficaces de curation.

GRAVITÉ.

Sans danger aucun pour la vie, ou même pour la santé de l'animal, les tares osseuses n'offrent de gravité que sous deux rapports :

D'abord, et ceci ne s'applique qu'aux chevaux de luxe, elles déprécient l'animal, dont elles altèrent la pureté des formes, alors même qu'elles ne le font pas boiter ;

Ensuite, et à ce point de vue elles sont un inconvénient réel, elles peuvent occasionner des claudications d'autant plus fâcheuses, qu'il est, comme nous venons de le dire, plus difficile d'en faire disparaître la cause.

Nous disons qu'elles *peuvent* occasionner des claudications. En effet, toute tare osseuse sur un os des membres, même au voisinage d'une articulation, n'a pas pour conséquence nécessaire une boiterie.

Une boiterie n'a lieu qu'à la suite et par l'effet d'une douleur ou d'une gêne qu'éprouve l'animal pendant la marche. Or, nous avons dit qu'une fois bien formée, l'exostose était indolente. D'un autre côté, il ne saurait y avoir de gêne dans le mouvement du membre que si la tumeur formée par l'exostose est située de manière à borner l'étendue du jeu naturel d'une articulation, ou à faire éprouver un frottement anormal quelconque à la corde d'un tendon. Si les exostoses sont placées sur le corps d'un os loin de l'articulation ou des cordes tendineuses, si elles ne compriment pas des tissus très-sensibles, elles peuvent se développer sans que leur présence occasionne la moindre claudication.

Par la même raison, si des exostoses, quoique petites, bornent les mouvements d'une articulation ; si, par leur position sur le trajet d'un tendon, elles en gênent le glissement, elles seront une cause de boiterie d'autant plus forte que le jeu de l'articulation sera plus limité, le glissement du tendon plus gêné.

La gravité d'une tare osseuse dépend donc beaucoup plus de son siége que de son volume.

Nous ajouterons, comme une conséquence de ce que nous avons exposé plus haut, qu'elle est toujours plus à craindre dans ses effets, sous ce rapport, qu'il y a moins longtemps qu'elle a commencé à se développer. On n'est jamais certain qu'une exostose récente a atteint tout son développement ; tandis qu'il est bien rare qu'elle augmente de volume, quand elle est parvenue à la période que nous avons appelée *éburnée.*

Ce que nous avons dit des exostoses qui affectent les articulations du jarret, du genou, du pâturon et du pied, ou les os des membres dans leur continuité, est également applicable aux articulations de l'épaule, de la hanche, des vertèbres entre elles ; en un mot à toutes les articulations et à tous les os. Bien que ces exostoses n'aient point reçu de noms particuliers, il n'est pas rare de les rencontrer.

Si, à cause de leur position, ces articulations semblent être à l'abri des violences extérieures, on comprend qu'elles sont, tout autant que les autres, exposées à la déchirure des fibres ligamenteuses, à l'inflammation du périoste, par suite de la contusion des surfaces articulaires entre elles, ou par suite d'une fatigue excessive. Ces tumeurs osseuses étant recouvertes par une épaisse couche de parties molles, il n'est pas toujours facile d'en reconnaître l'existence ; aussi passent-elles souvent inaperçues, si elles ne déterminent pas de claudication.

Ces considérations générales et très-sommaires nous ont paru utiles à la complète intelligence des pièces d'anatomie clastique à l'aide desquelles nous avons cherché, et nous croyons avoir réussi, à reproduire avec une grande fidélité les principales tares osseuses qui se rencontrent aux membres du cheval.

Presque toutes ont été copiées sur des pièces naturelles extraites du cabinet d'anatomie pathologique de l'école impériale vétérinaire d'Alfort. M. le directeur de cet établissement a bien voulu mettre cette belle collection à notre disposition pendant tout le temps nécessaire à nos essais et à nos études.

Nous ne saurions trop le remercier de l'empressement qu'il a mis à faciliter nos travaux, et des excellents conseils qu'il nous a données pour en rendre le résultat scientifique aussi utile que possible.

TARES MOLLES.

Comme les tares des parties dures, les tares des parties molles, selon leur siége, prennent les noms différents,

De vessigon, — lorsque la tumeur a son siége sur les parties antérieures ou latérales du jarret ;

De capelet, — si la tumeur existe à la pointe du jarret ;

De molette, — si c'est au paturon, ou à toute autre partie de la jambe.

Nous avons dit qu'une *tare osseuse* était toujours une exostose déterminée par une maladie du périoste.

Nous appelons *tare molle* toute tumeur développée sur les membres et déterminée par une accumulation de liquide dans une poche synoviale.

Nous ne comprenons point sous cette dénomination les tumeurs molles développées dans la peau ou dans le tissu cellulaire sous-jacent, qui en diffèrent par leur nature et leurs conséquences.

Pour la parfaite intelligence de la formation de ces tumeurs, nous croyons utile de rappeler que pour favoriser, soit le glissement des surfaces osseuses, qui concourent à la formation d'une articulation, soit le glissement des tendons sur les éminences osseuses qui leur servent comme de poulie de renvoi, on trouve entre ces surfaces articulaires ou tendineuses une espèce de vessie à paroi très-mince, véritable sac sans ouverture qui renferme un liquide onctueux appelé synovie, et que pour cela on appelle poche, sac ou capsule synoviale.

Ces poches ou capsules synoviales étant exposées à devenir le siége d'une accumulation contre nature du liquide qu'elles renferment habituellement, le sac sans ouverture qu'elles représentent en se déployant sur les surfaces articulaires ou tendineuses, ne pouvant laisser échapper la synovie, s'en trouve distendu, et constitue des tumeurs dont la forme, l'étendue, la dureté, sont subordonnées à la nature du liquide, à sa plus ou moins grande quantité, à la disposition des parties ligamenteuses à travers lesquelles cette capsule forme une véritable hernie, ou encore au plus ou moins de laxité du tissu cellulaire ou de la peau qui les recouvre.

Cette accumulation de liquide est toujours la conséquence d'une irritation de la capsule synoviale, déterminée par un excès de fatigue, des contusions, des efforts violents, une entorse, etc.; la nature de ce liquide varie selon le plus ou moins d'ancienneté de la maladie.

Nous avons dit qu'il y avait deux sortes de capsules synoviales, l'une articulaire et l'autre tendineuse ; que l'une ou l'autre de ces capsules formant hernie constituait les tares molles. Dans notre collection nous avons reproduit ces deux sortes de tumeurs herniaires, que nous avons distinguées par des couleurs différentes, de manière à bien faire comprendre comment il y a deux sortes de vessigon, deux sortes de molette, et deux sortes de capelet, distinction sur laquelle on ne peut, je crois, trop insister, si on veut apprécier les conséquences de l'une ou l'autre tumeur.

Pour compléter cette description, nous ne croyons pouvoir mieux faire que d'emprunter au *Dictionnaire général de médecine et de chirurgie vétérinaire*, publié par MM. les professeurs de l'école vétérinaire de Lyon, les articles consacrés à chaque tare en particulier :

Courbe,	*Forme,*
Éparvin,	*Vessigon,*
Jarde,	*Capelet,*
Suros,	*Molette.*

Courbe, *s. f.* Tumeur osseuse qui tire son nom de la ligne qu'elle décrit, et qui se développe sur la tubérosité interne de l'extrémité inférieure du tibia. Les coups sur la face interne du jarret, les violents efforts pendant le tirage, sont les causes qui produisent la courbe. Une tumeur dure, indolente, la caractérise ; elle est plus ou moins volumineuse. Ayant son siége sur le point d'attache d'une articulation par charnière, elle produit une claudication, pour peu qu'elle soit développée. Souvent elle est compliquée par la présence d'autres exostoses auxquelles sa surface s'ajoute pour produire l'ankylose vraie ou fausse du jarret. La courbe résiste aux résolutifs et aux fondants les plus actifs. Quand elle est peu ancienne, peu volumineuse, le feu en pointe la fait disparaître ou borne son accroissement. Renault a conseillé de faire pénétrer les pointes de feu, à travers la peau, dans la tumeur osseuse, à la profondeur de plusieurs millimètres ; ce procédé réussit quelquefois.

Éparvin *ou* **Épervin**, *s. m.* Nom donné à deux maladies différentes du jarret du cheval. 1° *Éparvin sec :* fluxion convulsive du membre postérieur au moment du départ ; c'est le mouvement de harper ; son intensité diminue par l'exercice. Dans cette affection, il n'y a pas d'exostose à la face in-

terne du jarret. On ne connaît pas la cause de l'é-
parvin sec ; aucun moyen de traitement ne peut
y remédier.

2° *Éparvin calleux*, éparvin de bœuf : c'est une
tumeur osseuse de la même nature que la courbe,
qui se développe à la face interne du jarret du cheval, sur la partie supérieure et latérale du canon et
sur les os plats. Une boiterie intense en est souvent
la suite, lors même que la tumeur osseuse n'a pas
acquis un volume considérable. Un éparvin calleux, gros comme un œuf de poule, ne cause souvent aucune douleur, surtout s'il est éloigné des
parties mobiles de l'articulation du jarret. Il est peu
de tumeurs osseuses qui résistent autant à l'action
du cautère actuel.

Fréquemment l'application du feu, renouvelée
deux ou trois fois, ne produit aucune amélio-
ration. La cautérisation par pointes pénétrantes a
été pratiquée sans donner des résultats plus heu-
reux.

JARDE, JARDON, *s. f.* Tumeur osseuse qui se développe à la face externe, inférieure et un peu postérieure du jarret, sur la tête du métatarsien externe. Cette tumeur est due aux grandes fatigues,
aux efforts violents; les jarrets coudés y sont prédisposés. Il est rare que la jarde ne donne pas lieu à
une claudication violente et soutenue.

Cette tumeur coïncide souvent avec l'engorge-
ment de la gaîne tarsienne des tendons fléchisseurs.
C'est une des exostoses les plus graves que l'on observe sur les articulations du cheval, à cause de sa

position et de l'inutilité de tous les moyens qui ont
été conseillés pour y remédier. Dans le début, on
met en usage les astringents, les frictions résolutives,
les vésicatoires; plus tard, on a recours à l'emploi
du fer rouge. Renault a proposé la cautérisation
par pointes pénétrantes dans la tumeur osseuse; ce
moyen réussit quelquefois, quand l'exostose n'est
pas trop rapprochée de l'articulation tibio-tarsienne
ou de la gaîne postérieure du jarret.

SUROS, *s. m.* Nom donné à une tumeur osseuse
qui se développe sur le canon du cheval ou du
bœuf. Elle résulte le plus souvent d'une contusion.
On distingue le suros *simple*, qui est éloigné du
tendon et ne peut nuire à l'animal; le suros *double*
ou *chevillé*, qui se présente de chaque côté du canon, comme s'il était traversé par une cheville; le
suros tendineux, placé près des tendons. Plusieurs
suros placés les uns près des autres forment ce
qu'on nomme une *fusée;* le suros placé près de l'articulation du boulet porte le nom d'*osselet*. Les suros volumineux font quelquefois boiter le cheval.
Au début, on les traite par les frictions mercuriel-
les, le bi-iodure de mercure; plus tard, on a recours
à l'emploi du feu. La périostotomie, proposée par
Swel, est abandonnée.

FORME, *s. f.; pat.* Tumeur osseuse qui se développe sur la couronne des monodactyles, autour de
l'articulation des deux derniers phalangiens. Cette
maladie se présente plus souvent sur les pieds de
devant que sur ceux de derrière; elle se montre le
plus ordinairement, de chaque côté du pied, au ni-

veau du ligament latéral de l'articulation de l'os de
la couronne avec l'os du pied. Quand elle se produit
plus en arrière, elle est le résultat de l'ossification
des fibro-cartilages. La forme est rarement le résultat d'une cause externe, telle qu'une piqûre, une
contusion ; souvent elle se développe sur plusieurs
pieds d'un même animal; on dirait que son appari-
tion dépend d'un état constitutionnel, comme pour
beaucoup d'autres exostoses. L'état d'immobilité auquel le pied est assujetti par l'application du fer n'est
pas étranger à la production des formes; il produit
fréquemment l'ossification des cartilages latéraux
de l'os du pied. Les animaux qui ont les sabots volumineux, épais, y sont plus exposés. Cette exostose
est facile à reconnaître : elle consiste dans une tumeur dure, non adhérente à la peau, placée sur la
couronne au-dessus du biseau , quelquefois en dedans du bord supérieur du sabot, qui, dans ce cas,
est un peu déformé dans la partie correspondante.
Quand elle a acquis un certain volume, une boiterie
intense en est la conséquence. La déformation et
l'atrophie du sabot, l'ankylose plus ou moins complète des dernières articulations de la région digitée,
voilà les suites de ces tumeurs osseuses. C'est une
des maladies des membres qui résiste le plus aux
moyens de traitement, même les plus énergiques.
Antiphlogistiques, résolutifs, fondants, vésicatoires,
rien ne réussit. La seule ressource à employer consiste dans l'application du feu en raies, ou par pointes profondes et rapprochées. Ce traitement n'est
le plus souvent que palliatif; quelquefois il active

d'une manière remarquable le développement de la forme.

Dans certains cas, on obtient de meilleurs effets en faisant pénétrer le cautère dans l'épaisseur de l'ossification. Jadis on conseillait des rainures profondes sur la paroi et l'application d'un fer à charnière; ces moyens sont tout à fait inefficaces.

Vessigon, *s. m.* ; petite vessie. On donne ce nom à des tumeurs molles qui naissent au pourtour de l'articulation du jarret ou du genou chez le cheval. Ces tumeurs sont produites par la dilatation de la synoviale articulaire, et quelquefois par celle des gaînes tendineuses. Pour le jarret, on reconnaît le *vessigon articulaire*, le *vessigon tendineux* et le *vessigon du tendon d'Achille*.

Le vessigon articulaire, hydarthre ou hydarthrose, a son siége dans l'articulation tibio-astragalienne ; il se montre à la face antérieure et interne du jarret. Le vessigon tendineux, placé entre la pointe du calcanéum et la partie inférieure du tibia, provient d'une dilatation de la gaîne tendineuse, et quelquefois aussi de la synoviale de l'articulation. Ce vessigon est dit *simple*, quand il n'existe que d'un côté; *chevillé*, lorsqu'il se montre à la fois en dedans et en dehors. Le vessigon du tendon d'Achille résulte de la dilatation de la gaîne du muscle perforé avant son passage sur le sommet du calcanéum, dans le point où il est en rapport avec le tendon d'insertion du bifémoro-calcanéen. Ce vessigon, qui est très-rare et qu'on ne doit pas confondre avec le capelet, se montre à la face interne du tendon d'Achille. On distingue, pour le genou, le *vessigon articulaire* et le *vessigon tendineux*.

Le vessigon articulaire du genou, situé à la face antérieure du carpe, est formé tantôt par la dilatation des gaînes des tendons extenseurs du canon et du pied, tantôt par la synoviale des articulations des os carpiens. Le vessigon tendineux du genou siége dans la gaîne carpienne postérieure; il est *simple* ou *chevillé*; ordinairement il se forme à l'espace situé entre les tendons fléchisseurs et la face postérieure du radius; quelquefois il s'étend depuis le tiers inférieur de l'avant-bras jusque dans une partie de la région du canon.

Ces diverses tumeurs synoviales sont dues principalement aux mouvements brusques et étendus des articulations, à des contusions, à l'inflammation de la synoviale produite par la fatigue, par l'influence du froid, de l'humidité, etc. Sous le rapport des symptômes, on distingue l'état aigu et l'état chronique, d'après la présence ou l'absence de la douleur. Les vessigons existent souvent en même temps que les tumeurs osseuses du jarret et du genou. Ils se terminent rarement par résolution; l'état chronique est plus commun. C'est alors que le plus souvent on est appelé à prescrire un traitement. Dans le début, les émollients, les astringents, les résolutifs, ont fréquemment réussi. Plus tard, le meilleur moyen consiste dans la cautérisation par le fer rouge, qui les fait disparaître, ou borne au moins leur développement. Les frictions avec la pommade de bi-iodure de mercure sont appliquées avec avantage contre le vessigon tendineux. La ponction des vessigons avec le bistouri n'offre pas de dangers sérieux ; la plaie se cicatrise bientôt : ce moyen peut devenir curatif, lorsque après l'opération l'on a recours au vésicatoire. Quant à la ponction suivie de l'injection de teinture d'iode, préconisée par Leblanc, les opinions sont partagées ; son efficacité est encore douteuse. Toutefois, si l'on admet qu'elle peut réussir, il n'est pas moins certain qu'elle est parfois suivie des accidents les plus graves.

Molette, *s. f.* Tumeur molle, produite sur les membres du cheval par l'hydropisie des gaînes synoviales inférieures des tendons fléchisseurs. Cette maladie constitue la *synovite tendineuse chronique*. Les molettes sont dues à un défaut de proportion entre l'absorption et l'exhalation de la synovie. Elles sont produites par les efforts violents, la fatigue qui résulte d'un travail pénible et prématuré. Les chevaux long-jointés y sont prédisposés. La molette consiste dans une tumeur molle située sur les côtés des tendons, au-dessus du boulet, tumeur formée par le gonflement de la membrane synoviale dans laquelle glissent les tendons fléchisseurs. Elle est *simple*, lorsqu'elle n'existe que d'un côté ; *chevillée*, quand on l'observe sur les faces interne et externe de l'extrémité ; *soufflée*, lorsqu'elle est volumineuse et s'étend dans la région du paturon. Cette maladie est commune dans l'espèce chevaline ; elle déprécie les animaux qui en sont atteints, parce qu'elle est un signe d'usure. Elle ne produit une douleur manifeste que dans un certain degré. La molette molle au toucher fait rarement boiter; il n'en est pas de même de celle qui est dure , parce qu'elle est fortement distendue par la synovie, ou se complique d'un épaississement de la gaîne tendineuse : une claudication permanente en est la conséquence. Dans le début, divers moyens peuvent diminuer le volume des molettes : ce sont les frictions avec les huiles essentielles, le liniment ammoniacal, la pommade de bi-iodure de mercure; mais le plus souvent ces remèdes ne sont que palliatifs ; la tumeur se reproduit, et l'on finit par avoir recours à l'application du feu. Cette cautérisation est des plus efficaces, mais elle a l'inconvénient de laisser des tares indélébiles.

Leblanc a conseillé la ponction suivie de l'injection avec la teinture d'iode; l'expérience n'a pas encore prononcé sur la valeur de ce procédé. Les vétérinaires allemands emploient la ponction sur les molettes, en la faisant suivre de l'application du vésicatoire.

Il résulte de nos expériences que cette ponction n'offre pas de dangers; la plaie qui en résulte se cicatrise promptement, mais les molettes reprennent bientôt leur volume primitif.

CAPELET, *s. m.*; de *caput*, tête, petite tête. Tumeur qui se forme à la pointe du jarret du cheval. Considéré par quelques-uns comme une infiltration du tissu cellulaire, le capelet serait plutôt un hygroma de la bourse muqueuse, située en arrière des tendons, qui recouvre le calcanéum. — C'est par l'effet des contusions, du frottement de la pointe du jarret sur des corps durs, que le capelet se développe le

plus souvent ; il est aussi le résultat des flexions
violentes, des efforts, d'un travail prématuré. — Une
tumeur arrondie, volumineuse, se montre sur un,
quelquefois sur les deux jarrets ; elle est molle au
toucher, sans fluctuation. Sa présence ne cause point
de douleur, elle fait rarement boiter l'animal , à
moins qu'elle n'ait acquis un gros volume ; ses di-
mensions diminuent par l'effet de l'exercice. Quelquefois le capelet se termine par la formation d'un
ou de plusieurs abcès. On distinguera le capelet des
engorgements de la peau, des infiltrations des membres postérieurs dues à la fatigue, à l'humidité. Cette
tumeur est d'un pronostic fâcheux, parce qu'elle
passe pour être difficile à guérir. — Le capelet se
dissipe par l'emploi des émollients ou des astringents,
ou bien encore par les frictions avec les huiles essentielles. Quand cette tumeur est ancienne, la plupart
des médications échouent dans le traitement ; on a
fini par regarder le feu comme le seul moyen à employer avec succès. C'est une erreur : en pareil cas ,
l'action du feu produit à peu près sûrement la gué-
rison, mais il en résulte une dépréciation trop évi-
dente ; on n'aura donc recours à ce moyen qu'avec
une grande réserve. On applique le feu en raies ou
en pointes. Cette dernière méthode est préférable ;
mais il faut se garder de traverser la peau avec le
cautère, le feu pénétrant laissant des traces trop
apparentes.

Avant de recourir à l'emploi du feu, l'on traitera
le capelet chronique par le vésicatoire, par la pommade de bi-iodure de mercure, ou, ce qui est pré-

férable, par le liniment ammoniacal double. Ce dernier médicament, appliqué trois fois sur la tumeur, la fait disparaître au bout de quelques jours aussi bien que le fer rouge, et sans laisser les mêmes tares.

COLLECTION

DES

TARES MOLLES ET OSSEUSES,

COMPOSÉE DE 31 PIÈCES QUI PEUVENT ÊTRE LIVRÉES SÉPARÉMENT. — *Sur chaque os, sur chaque particularité, se trouve le nom ou un numéro.*

N° 1. JAMBE de derrière gauche, saine, et recouverte par la peau coupée à vingt centimètres au-dessus de l'articulation du jarret.   50 fr.

N° 2. JAMBE recouverte par la peau, sur laquelle se trouvent des exemples de courbe d'éparvin, de jarde, de suros et de forme.   50 fr.

N° 3. JAMBE complétement écorchée, disséquée, sur laquelle se trouvent les mêmes tares osseuses ainsi mises à nu, et que l'on peut étudier dans leurs rapports avec les parties environnantes, c'est-à-dire avec les muscles, les tendons, les ligaments. 50 fr.

N° 4. JAMBE complète, saine, écorchée, disséquée, dont on peut détacher la portion d'os sur laquelle se forme une tare, et la remplacer par une portion d'os malade montrant la tare. Quatorze pièces différentes, que l'on peut ainsi placer et déplacer, font partie de cette jambe, et montrent aux différents degrés de développement la courbe, l'éparvin, la jarde et toutes les variétés de suros.   100 fr.

N° 5. JAMBE à la condition de squelette, dont chaque os peut être détaché, étudié séparément et remis en place avec la plus grande facilité. Douze pièces osseuses entrent dans la composition de cette jambe. Savoir :

1. *Extrémité inférieure du tibia.* — 2. *Calcanéum.* — 3. *Astragale.* — 4. *Os plat supérieur ou scaphoïde.* — 5. *Petit os plat ou premier cunéiforme.* — 6. *Grand os régulier ou cuboïde.* — 7. *Petits os irréguliers, ou deuxième et troisième cunéiformes.* — 8. *Canon et péroné* (os métatarsien). — 9. *Premier phalangien* (os du paturon). — 10. *Deuxième phalangien* (os de la couronne). — 11. *Troisième phalangien,* ou petit pied. — 12. *Petit sésamoïde,* ou os de la noix.   40 fr.

Nº 6. *Jambe de cheval* sur laquelle se trouvent des exemples de toutes les tares molles, c'est-à-dire de vessigon articulaire, de vessigon tendineux ; de molette articulaire, de molette tendineuse ; de capelet de la bourse muqueuse, du capelet du tendon d'Achille. La moitié externe de cette jambe est recouverte par la peau, et montre ces tumeurs telles qu'on les trouve sur le cheval vivant ; l'autre moitié, complétement écorchée, disséquée avec soin, laisse voir dans toute leur nudité ces tumeurs formant hernie à travers les tendons ou les ligaments, qui ont été également reproduits avec les formes et les couleurs qui leur sont propres.   50 fr.

Nº 7. *Articulation du jarret* (*tibio-tarsienne*) dans son ensemble avec tous ses ligaments (1).   10 fr.

(1) Toutes les exostoses portant les numéros 7 à 30 sont reproduites à la condition d'os secs.

N° 8. *Éparvin* au premier degré, moitié interne de l'articulation du jarret. La tumeur, n'intéressant encore que le canon, ne peut déterminer de gêne dans les mouvements, que par suite du tiraillement du ligament latéral interne : le peu de volume de la tumeur, l'épaisseur de la peau et du tissu cellulaire qui la recouvre dans l'état naturel, en rendent l'appréciation impossible par l'usage de la main, et surtout si l'exostose est encore molle et moins développée que nous l'avons reproduite.   10 fr.

N° 9. *Éparvin* au deuxième degré, moitié interne de l'articulation du jarret. La tumeur, arrivée à un plus haut degré de développement, soude le canon et le péroné avec l'os plat inférieur, et même les deux os plats entre eux.   10 fr.

N° 10. *Éparvin* au troisième degré, moitié interne du jarret. La tumeur a envahi et a soudé entre eux non-seulement le canon et les deux os plats, mais même le calcanéum et l'os irrégulier interne : par ces ankyloses, le mouvement du jarret se trouve restreint au déplacement possible entre le tibia et la poulie (astragale).   10 fr.

La coupe verticale de cette articulation nous montre que la soudure existe non-seulement au dehors, mais qu'elle existe également au dedans de l'articulation. On remarque sur cet éparvin l'effet de la compression exercée par l'artère articulaire interne, dont le trajet a laissé transversalement une profonde dépression sur la tumeur.   10 fr.

N° 11. *Courbe* au premier degré, n'intéressant encore que le tibia, articulation complète du jarret. Cette exostose pourra ne pas encore déterminer de gêne dans les mouvements, et, en supposant que la tumeur soit molle et encore plus petite que nous l'avons reproduite, il sera facile de la méconnaître.   10 fr.

N°s 12 et 13. *Courbe* intéressant non-seulement la tubérosité interne du tibia, mais envahissant l'astragale et le calcanéum. (Articulation complète du jarret.)   10 fr.

L'articulation a été ouverte pour montrer l'amincissement, l'usure du cartilage, sur lequel le mouvement de l'articulation a déterminé des rainures semblables à des gorges de poulies. Ce mode d'usure se rencontre souvent dans les articulations susceptibles de mouvements très-étendus.

Cette usure, qui nous paraît due à un mouvement brusque et répété, ne serait-elle pas la conséquence et peut-être la cause de ce que l'on appelle l'*éparvin sec* ou le *harper*, dont jusqu'alors on ne connaît point la cause?   10 fr.

N° 14. *Courbe* arrivée à son maximum de développement, ou *jarret cerclé*, envahissant la presque totalité de l'articulation. (Articulation complète.)

Cette exostose, remarquable par le nombre et le volume des exsudations osseuses, par les espèces d'aiguilles ou prolongement osseux qui s'enfonçaient dans les interstices musculaires, par les espèces de gouttières converties en canaux par les concrétions calcaires, ne l'est pas moins par les dépressions laissées sur l'exostose, soit par les tendons, soit par les fibres musculaires, soit par les nerfs ou par les vaisseaux.   10 fr.

N° 15. *Jarde* ou *jardon* au premier degré, n'intéressant encore que l'extrémité supérieure du péroné. (Articulation complète.) 10 fr.

N° 16. *Jarde* à un plus haut degré de développement, intéressant non-seulement la tête du péroné, mais soudant : 1° le péroné externe avec le canon; 2° ces deux os avec l'os irrégulier correspondant; 3° envahissant la face postérieure du canon, et formant des espèces d'aiguilles osseuses qui se prolongent dans les fibres du ligament suspenseur du boulet, le soulèvent et amènent une grande gêne dans les mouvements des fléchisseurs des phalanges (le perforant et le perforé). (Articulation complète.) 10 fr.

N° 17. *Suros simple*. Cette exostose, développée dans l'épaisseur du péroné, a été manifestement déterminée par une fracture de cet os. (Canon complet.) 5 fr.

N° 18. *Suros fusé*. Cette exostose, qui envahit une grande partie du péroné, soude cet os avec le canon dans presque toute son étendue. (Canon complet.) 5 fr.

N° 19. *Suros double fusé.* (Canon complet.) 5 fr.

N° 20. *Suros chevillé. (Id.)* 5 fr.

N° 21. *Forme* de l'extrémité supérieure du premier phalangien (os du paturon) (1). Cette exostose

(1) Les exostoses des phalangiens pouvant intéresser un seul point de l'os ou plusieurs points à la fois, une phalange ou plusieurs phalanges, amener dans la forme du pied des modifications très-nombreuses et très-variées, nous avons cru devoir disposer chacune de nos phalanges, malade ou saine, de

paraît avoir manifestement pour cause une fracture longitudinale de l'os. En examinant l'extrémité par laquelle cet os s'articule avec le canon, on trouve sur le cartilage les traces de cette fracture. Sur cette préparation, nous trouvons une preuve de ce que peut la compression, comme moyen d'empêcher le développement de ces exostoses. En effet, sous la bifurcation du ligament suspenseur du boulet, qui, dans ce point, est solidement assujetti contre l'os, le périoste est resté intact; sous le tendon des muscles extenseurs des phalanges, moins solidement assujetti, l'exsudation osseuse a pris un développement assez notable; mais dans l'espace compris entre les tendons, point où l'exostose n'était comprimée que par la peau dont la résistance était moindre que celle opposée par les tendons, la tumeur osseuse a pris un développement considérable. (Os du paturon.) 3 fr.

N° 22. *Forme* du premier phalangien, développée sur un des côtés de l'os. Cette exostose, limitée en avant par le tendon de l'extenseur des phalanges, en arrière par un des prolongements qui résultent de la bifurcation du ligament suspenseur du boulet, s'est développée en déplaçant et soulevant ce dernier, moins solidement fixé à l'os dans ce point que le tendon de l'extenseur des phalanges.   3 fr.

N° 23. *Forme* de l'extrémité inférieure du premier phalangien. (Os complet.)   3 fr.

telle manière qu'indistinctement on pût l'adapter à l'un ou l'autre pied, montrer un pied sain, ou avec une exostose de telle ou telle phalange, ou de toutes les phalanges à la fois.

N° 24. *Forme* sur un des côtés du deuxième phalangien (os de la couronne). Cette tumeur, limitée
en arrière par l'artère et le nerf collatéral, en avant
par le ligament latéral des phalanges, a pris un développement considérable là où elle n'était recouverte que par la peau.   3 fr.

N° 25. *Forme* du deuxième phalangien, développée sur la face antérieure, sous l'aponévrose an-
rieure du pied.

Latéralement cette tumeur a été limitée par les
vaisseaux collatéraux.   3 fr.

N° 26. *Forme* du deuxième phalangien.   3 fr.

N° 27. *Forme* de la partie antérieure du troisième phalangien.

Cette exostose, développée primitivement dans
l'intérieur du sabot, présente son plus grand développement sur le bord supérieur et antérieur de
cette phalange, c'est-à-dire en dehors du sabot ; là
où la compression est moindre, on remarque en
haut et en dehors de cette tumeur l'empreinte des
branches transversales des nombreux vaisseaux qui
se trouvent dans cette région.   3 fr.

N° 28. *Forme* de la partie latérale du troisième
phalangien, constituée par une ossification très-re-
marquable de l'un des cartilages latéraux, le reste
de l'os parfaitement sain.   3 fr.

N° 29. *Forme* sur les deux côtés du troisième
phalangien, avec ossification des deux cartilages latéraux, le reste de l'os parfaitement sain.   3 fr.

N° 30. *Genou cerclé* ou osselets. Les vétérinaires désignent ainsi les tumeurs développées au

pourtour du genou (articulation cubito-carpienne).
Cette articulation, formée par l'extrémité inférieure
du cubitus et de l'extrémité supérieure du canon et
des deux péronés, est composée en outre, comme
celles du jarret, d'un grand nombre de petits os,
appelés carpiens, appliqués au-dessus les uns des
autres et formant deux rangées que l'on distingue
en supérieure et en inférieure. Ces os sont au nombre de sept, trois à chaque rangée; un septième,
appelé *os crochu* ou *sus-carpien*, se trouve, en totalité, placé en arrière des autres os du carpe, aux-
quels il tient par son bord antérieur seulement.
Par sa position hors rang, il concourt à former, au
creux du genou, une gouttière profonde dans
laquelle glissent les tendons des muscles fléchisseurs.

Tous ces os, comme au jarret, sont tenus en position par de nombreux ligaments.

On remarque sur cette préparation : 1° l'énorme
développement qu'a pris cette exostose dans les
points qui n'étaient comprimés que par la peau;
2° les nombreuses gouttières dans lesquelles se trou-
vaient ensevelis les tendons du muscle extenseur
antérieur du métacarpe, extenseur des phalanges,
abducteur du métacarpe et fléchisseur superficiel
et profond des phalanges; 3° la résistance opposée
à l'exostose par tous ces tendons; 4° on remarque
encore que les os de la partie supérieure de l'articulation sont seuls malades, tandis que les os de la
partie inférieure sont sains, et ont conservé la possi-
bilité d'exécuter des mouvements. Cette différence

trouve probablement son explication dans la cause qui a déterminé cette maladie.

Pendant la macération de la préparation naturelle qui nous a servi de modèle, un grand nombre d'osselets, qui n'adhéraient au reste de l'os que par de petits pédicules, se sont détachés et n'ont point été reproduits.   10 fr.

N° 31. *Soudure des vertèbres entre elles* (première pièce du sacrum, avec les cinq vertèbres lombaires). Bien que cette affection n'ait point été rangée par les vétérinaires dans la catégorie des tares, ces tumeurs osseuses sont très-fréquentes, de même nature, et ne déprécient pas moins l'animal que toutes les autres exostoses, surtout pour le cheval de selle.   10 fr.

N° 32. *Cheval de* 1ᵐ, 30, anatomie complète, muscles, vaisseaux, nerfs et viscères, offrant plus de 3,000 objets de détails, se décomposant en 127 pièces ou morceaux.   4,000 fr.

N° 33. *Cheval incomplet,* le même que le précédent, montrant sur un côté, mais ne pouvant s'enlever, les muscles, nerfs et vaisseaux superficiels ; sur l'autre côté, les muscles, nerfs et vaisseaux de la couche moyenne. Dans les cavités, tous les organes splanchniques s'enlèvent séparément, comme dans le cheval complet.   2,000 fr.

N° 34. *Le pied du cheval,* montrant la disposition de la boîte cornée, du tissu podophylleux, du coussinet plantaire, avec les vaisseaux et les nerfs, etc. Toutes ces parties se détachant séparément.   50 fr.

N° 35. Sabot du cheval, se décomposant à la

manière de Bracy-Clark, c'est-à-dire en muraille, sole, fourchette, periople. 15 fr.

N° 36. Mâchoires du cheval, collection composée :

D'un tableau montrant en relief la forme et l'organisation des dents,

Et de 30 bouts de mâchoires accusant nettement l'âge aux différentes époques de la vie, depuis la naissance jusqu'à l'âge le plus avancé, avec des exemples de tiqueurs, de bégu, des fraudes employées pour vieillir ou rajeunir les chevaux. 200 fr.

Livrés séparément :

Tableau. 14 fr.

Chaque bout de mâchoire. 7 fr.

N° 37. Mâchoires du bœuf, accusant nettement l'âge aux différentes époques de la vie; collection composée de 14 types différents. 100 fr.

www.ingramcontent.com/pod-product-compliance
Ingram Content Group UK Ltd.
Pitfield, Milton Keynes, MK11 3LW, UK
UKHW031731170726
13836UKWH00002B/580